BEI GRIN MACHT SICH IHR WISSEN BEZAHLT

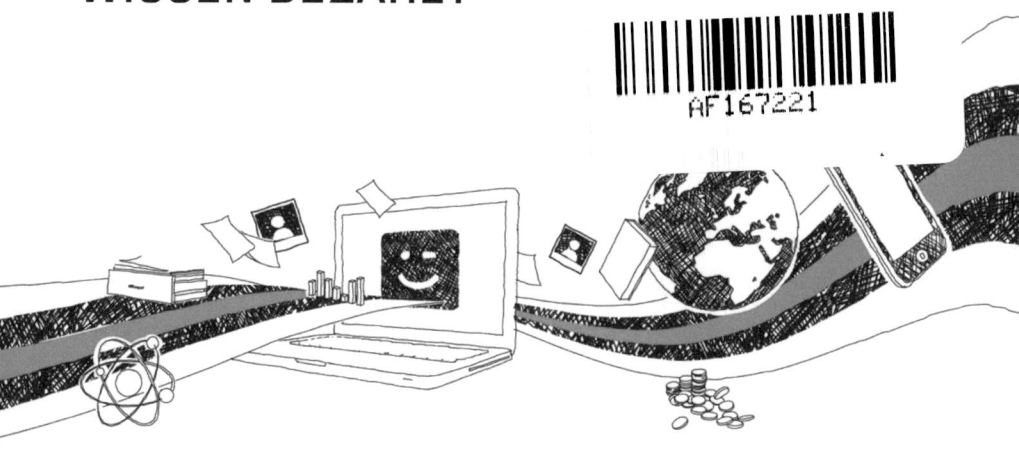

- Wir veröffentlichen Ihre Hausarbeit, Bachelor- und Masterarbeit

- Ihr eigenes eBook und Buch - weltweit in allen wichtigen Shops

- Verdienen Sie an jedem Verkauf

Jetzt bei www.GRIN.com hochladen und kostenlos publizieren

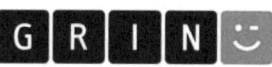

Erstellung eines Trainingsplans mit Fokus auf Ausdauertraining und Reduktion des Körperfetts

GRIN

Bibliografische Information der Deutschen Nationalbibliothek:

Die Deutsche Nationalbibliothek verzeichnet diese Publikation in der Deutschen Nationalbibliografie; detaillierte bibliografische Daten sind im Internet über http://dnb.d-nb.de abrufbar.

ISBN: 9783346935434
Dieses Buch ist auch als E-Book erhältlich.

© GRIN Publishing GmbH
Trappentreustraße 1
80339 München

Druck und Bindung: Books on Demand GmbH, Norderstedt Germany
Gedruckt auf säurefreiem Papier aus verantwortungsvollen Quellen

Das Buch bei GRIN: https://www.grin.com/document/1390433

Hausarbeit

Datum Präsenzphase (siehe Ergebnisdokumentation)	01.12.21-03.12.21
Aufgabe	Erstellen Sie für eine beliebige Person eine Trainingsplanung für das Ausdauertraining.

Inhaltsverzeichnis

1 DIAGNOSE..3

1.1 Allgemeine und biometrische Daten..3

1.1.1   Allgemeine Daten...3

1.1.2   Biometrische Daten...3

1.1.3   Bewertung der aufgeführten Daten..4

1.2 Leistungsdiagnostik/Ausdauertestung...5

1.2.1   Auswahl des Testverfahrens..5

1.2.2   Testprotokoll..5

1.3 Gesundheits- und Leistungsstatus der Zielperson...............................6

2 ZIELSETZUNG...7

2.1 Bewältigung einer 10km Strecke..7

2.2 Reduktion des Körperfettanteils...7

2.3 Senkung des Blutdrucks...8

3 TRAININGSPLANUNG MESOZYKLUS..8

3.1 Grobplanung Mesozyklus...8

3.2 Detailplanung Mesozyklus...9

3.3 Begründung Mesozyklus...10

4 LITERATURRECHERCHE...13

4.1 Studie 1...13

4.2 Studie 2...14

5 LITERATURVERZEICHNIS...15

6 TABELLENVERZEICHNIS..16

1 Diagnose

Die Diagnose dient als die Grundlage für die Planung des Ausdauertrainings der Zielperson, welche nachfolgend über einen Zeitraum von sechs Wochen entworfen wird. Im Folgenden werden die Leistungs- und Gesundheitsparameter der Zielperson mittels Eingangsgespräches, so wie Biometrischen und Motorischen Tests erfasst, dokumentiert und bewertet.

1.1 Allgemeine und biometrische Daten

1.1.1 Allgemeine Daten

Tab. 1: Allgemeine Daten (eigene Darstellung)

Alter	20 Jahre
Geschlecht	weiblich
Körpergröße	159cm
Körpergewicht	65kg
Trainingsmotive	Probandin möchte gerne ihre Grundlagenausdauer weiter verbessern und wieder 10km am Stück laufen können. Außerdem möchte sie ihren Körperfettanteil reduzieren.
Aktuelle sportliche Aktivitäten	4-mal Krafttraining pro Woche
Frühere sportliche Aktivitäten	Bis zu ihrem 16 Lebensjahr ist die Probandin mehrmals pro Woche 10-15km gelaufen. Seit sie 16 ist betreibt sie Krafttraining und hat den Fokus auf eben dieses gelegt.
Berufliche Tätigkeiten	Studentin
Zeitlicher Verfügungsrahmen	3-mal pro Woche, je ca. 60min für ausdauerorientiertes Training

1.1.2 Biometrische Daten

Tab. 2: Biometrische Daten (eigene Darstellung)

Körperfettanteil (relativ / nominal)	21% / 13,65kg
BMI (Body-Mass-Index)	25,7
Blutdruck in mmHg (systolisch / diastolisch)	128 / 84
Ruhepuls	58 Schläge / min
Vorerkrankungen	keine
Medikamente	keine

Allgemeiner Gesundheitszustand	Die Probandin fühlt sich durch ihr regelmäßiges Kraft- training kräftig und schätzt sich als körperlich fit ein, be- merkt jedoch bei gelegentlichem Ausdauertraining so- wie in Alltagssituationen Mängel in der gewünschten Leistungsfähigkeit (zum Beispiel schnelles außer Atem sein).

1.1.3 Bewertung der aufgeführten Daten

Die Körperzusammensetzung und somit auch der Körperfettanteil der Zielperson wurden mittels Nah-Infrarotlicht-Technologie bestimmt.

Laut BMI-Klassifizierung der WHO kann die Zielperson mit einem BMI von 25,7 in den Bereich der Präadipositas eingestuft werden (Tab. 3.).

Tab. 3: Gewichtsklassifikation angesichts des BMI gemäß der WHO

BMI	Kategorie
<18,5	Untergewicht
18,5-24,9	Normalgewicht
25,0-29,9	**Präadipositas**
30,0-34,9	Adipositas Grad 1
35,0-39,9	Adipositas Grad 2
>40,0	Adipositas Grad 3

Mit einer kritischen Betrachtung des BMI zeigt sich allerdings, dass dieser lediglich das Verhältnis von Körpergewicht und Körpergröße anzeigt, jedoch nicht die Körperzusammensetzung berücksichtigt. Vor allem Kraftsportler werden aufgrund ihrer erhöhten Muskelmasse oft als übergewichtig eingestuft, was bei der Probandin zutrifft. Ihr Körperfettanteil von 21% unterstützt diese Aussage. Diese Einstufung muss also in der Trainingsplanung nicht weiter berücksichtigt werden.

Der gemessene Blutdruck von 128 / 84 kann nach der aktuell geltenden Einteilung der WHO (Tab. 4.) als „normal" bewertet werden.

Tab. 4: Einteilung der Blutdruck-Werte gemäß der WHO

Blutdruck	Systolisch (mmHg)	Diastolisch (mmHg)
Optimal	<120	<80
Normal	**120-129**	**80-84**
Hochnormal	130-139	85-89
Milde Hypertonie (Stufe 1)	140-159	90-99

4

Mittlere Hypertonie (Stufe 2)	160-179	100-109
Schwere Hypertonie (Stufe 3)	>=180	>=110
Isolierte systolische Hypertonie	>=140	<90

Der Ruhepuls der Zielperson wurde mit einer Fitness-Uhr gemessen, welche sie regelmäßig trägt, und liegt mit 58 Schlägen pro Minute im überdurchschnittlich guten Bereich.

1.2 Leistungsdiagnostik/Ausdauertestung

1.2.1 Auswahl des Testverfahrens

Um ein möglichst aussagekräftiges Ergebnis zu erhalten, gilt es nun ein geeignetes Testverfahren auszuwählen. Unter Betrachtung und Evaluation der aufgenommenen biometrischen Daten, stellt sich der Hollmann- und Venrath-Test (H&V-Test) als am besten geeignet dar. Dieser empfiehlt sich für durchschnittlich bis gut trainierte Personen, unter anderem für trainierte Frauen, worunter die Probandin eingeordnet werden kann. Weitere Möglichkeiten für eine Ausdauertestung wären der WHO-Test, primär für Trainingseinsteiger und Untrainierte geeignet, so wie der Vita-Maxima-Test, der ausschließlich Leistungssportler oder leistungsorientierte Personen anspricht, gewesen. Da die Probandin weder noch ist, wird von diesen Verfahren abgesehen.

Begonnen wird bei dem H&V Test mit einer Eingangsbelastung von 30 Watt, welche alle drei Minuten um 40 Watt erhöht wird. Die Trittfrequenz liegt bei 60 bis 80 Umdrehungen pro Minute und der Test endet mit Erreichen der Zielherzfrequenz, welche vorher nach der IPN-Methode berechnet wird. Außerdem wird jede Minute die Herzfrequenz gemessen und festgehalten. Als Normwert und zur Bewertung der Ausdauerleistungsfähigkeit der Probandin, dient schließlich die durch den Test ermittelte relative Soll-Watt-Leistung.

1.2.2 Testprotokoll

Vor Beginn des H&V-Tests findet eine Voreinstufung der Probandin entsprechend der IPN-Methode (modifiziert nach Trunz, 2001; IPN, 2004, S.4) statt, mit dem Ziel die Pulsobergrenze zu definieren, welche während des Tests nicht überschritten werden soll. Dabei ergibt sich im vorliegenden Fall eine Pulsobergrenze von 145 S / m.

Nachfolgend findet sich die Entwicklung der Herzfrequenz während des Ausdauertests.

5

Tab. 5.: Gemessene Herzfrequenzen bei der Durchführung des Ausdauertests (eigene Darstellung)

Minute	Herzfrequenz in S / min	Wattleistung
1	75	30
2	80	30
3	87	30
4	95	70
5	102	70
6	110	70
7	115	110
8	123	110
9	129	110
10	135	150
11	141	150
12	145	150

Dementsprechend ergeben sich folgende Daten und Testergebnisse.

Tab. 6.: Relevante Daten und Ergebnisse des H&V-Tests (eigene Darstellung)

Alter	20
Geschlecht	weiblich
Gewicht	65kg
Ruhepuls	58 Schläge / min
Pulsobergrenze	145 Schläge / min
Eingangsbelastung	30 Watt
Belastungssteigerung	40 Watt
Stufendauer	3 Minuten
Trittfrequenz	60 – 80 Umdrehungen / min
Wattleistung bei Erreichen der Zielherzfrequenz	150
Relative Soll-Watt-Leistung	2,45 Watt / kg Körpergewicht

Die sich aus dem Ausdauertest ergebende relative Soll-Watt-Leistung von 2,31 Watt / kg Körpergewicht ist, gemäß der Normtabelle für submaximale Radergometertests bei Frauen (IPN, 2004, S.8), im oberen durchschnittlichen bis überdurchschnittlichen Bereich einzuordnen.

1.3 Gesundheits- und Leistungsstatus der Zielperson

Entsprechend der Anamnese ist die Probandin als überdurchschnittlich leistungsfähig einzustufen. Der Blutdruck liegt in einem als „normal" definierten Bereich und die Einstufung des BMI im Bereich der „Präadipositas" ist mit der eingeschränkten Betrachtung des BMI des Verhältnisses von Körpergewicht und Körpergröße zu begründen. Der Ruhepuls, so wie die relative Soll-Watt-Leistung sind sogar als überdurchschnittlich gut zu bewerten und das trotz lediglich gelegentlichem Ausdauertraining. Zudem ist die Probandin jung und durch keine körperlichen Beschwerden oder die Einnahme von jeglichen Medikamenten eingeschränkt. Die Trainingsplanung kann somit ohne Bedenken und in vollem Umfang angegangen werden.

2 Zielsetzung

Die Zielsetzung ist der nächste Schritt in der Trainingsplanung. Ziele schaffen nicht nur Struktur und Klarheit, sondern motivieren auch zu Leistung und geben dem Handeln eine Richtung. Innerhalb des Eingangsgespräches konnten drei wesentliche Ziele herausgearbeitet werden, die auch aus trainingstheoretischer Sicht realistisch zu erreichen sind. Im Folgenden werden diese nach Inhalt, Ausmaß und einem Zeitrahmen konkret definiert.

2.1 Bewältigung einer 10km Strecke

Die Zielperson hat bereits vor einigen Jahren Läufe zwischen zehn und fünfzehn Kilometern absolviert und möchte durch regelmäßiges Training die zehn Kilometer wieder realisieren können. Als gewünschte Zielerreichungszeit wurden, nach Vergleich mit früheren Zeiten, 60 Minuten genannt, welche einer Durchschnittsgeschwindigkeit von 10 km/h entsprechen. Entsprechend der Grundregel „Häufigkeit vor Umfang vor Intensität", wird in der Trainingsplanung zuerst darauf hingearbeitet, die Strecke an sich absolvieren zu können. Sobald dies erreicht ist, kann an der Verbesserung der Zeit gearbeitet werden. Dieses Ziel zu erreichen, ist bei dem Trainingslevel der Probandin, in einem Zeitraum von zehn Wochen als realistisch einzuschätzen.

2.2 Reduktion des Körperfettanteils

Als weiteres Ziel gab die Probandin eine Senkung ihres Körperfettanteils an, der zum Zeitpunkt der Messung 21% betrug. Somit liegt dieser bereits unter dem durchschnittlichen Bereich (Gallagher et al, 2000) und eine Senkung ist aus gesundheitlicher Sicht nicht notwendig. Dieses

Ziel wird demnach aus ästhetischen Wünschen verfolgt. Da bei erhöhtem Körperfettanteil eine wöchentliche Reduktion von 250-500g realistisch ist, erscheint bei vorliegendem Fall eine Zielsetzung von 250g pro Woche als angemessen. Schlussendlich wurde sich auf eine Abnahme von 3,0kg Körperfett in zwölf Wochen geeinigt. Damit hätte die Probandin einen Körperfettanteil von 17%.

2.3 Senkung des Blutdrucks

Das dritte Ziel der Probandin ist die Senkung des Blutdrucks. Dieser liegt bereits im „normalen" Bereich, die Probandin wünscht sich jedoch eine Einstufung im „optimalen" Bereich und möchte zusätzlich die präventiven Effekte des Ausdauertrainings erfahren. Eine realistische Blutdrucksenkung beträgt 10-15 mmHg systolisch so wie 5-10 mmHg diastolisch in einem Zeitraum von etwa zwölf Wochen. Dementsprechend wurde sich auf eine Blutdrucksenkung von 128/84 mmHg auf ca. 115/75 mmHg innerhalb von zwölf Wochen geeinigt, womit sie im optimalen Bereich läge.

3 Trainingsplanung Mesozyklus

3.1 Grobplanung Mesozyklus

Tab. 7: Grobplanung Mesozyklus (eigene Darstellung)

Dauer des Mesozyklus	6 Wochen
Übergeordnete spezifische Trainingszielsetzung	Entwicklung und Stabilisierung der Grundlagenausdauer, Reduzierung des Körperfettanteils, Senkung des Blutdrucks
Angestrebter wöchentlicher Trainingsumfang	3-4 Stunden
Vorgesehene Trainingsmethoden	extensive Dauermethode variable Dauermethode Intensive Dauermethode extensive Intervallmethode
Vorgesehene Belastungsintensitäten	50-60% Hfmax – regenerativ (100-120 S / min) 60-75% Hfmax – extensiv (120-150 S / min) 60-85% Hfmax – variabel (120-170 S / min) 75-85% Hfmax – intensiv (150-170 S / min)
Trainingshäufigkeit / Woche	3mal

Trainingsdauer der Einheiten	30-40 min regenerativ
	30-60 min extensiv
	40-50min variabel
	40-60min intensiv
Vorgesehene Ausdauertrainingsgeräte	Laufband, Fahrrad

3.2 Detailplanung Mesozyklus

Tab. 8: Detailplanung Mesozyklus (eigene Darstellung)

Woche 1	Montag	Mittwoch	Freitag
Trainingsziel	GA 1	GA 1	GA 1
Methode	Extensive DM	Variable DM	Extensive DM
Intensität	60-65% Hfmax	60-65% Hfmax extensiv	60-65% Hfmax
		75-80% Hfmax intensiv	
Herzfrequenzen	120-130 S / min	120-130 S / min extensiv	120-130 S / min
		150-160 S / min intensiv	
Trainingsdauer	25 min	30 min (5:5)	35 min
Trainingsgerät	Laufband	Laufband	Fahrrad
Woche 2	**Montag**	**Mittwoch**	**Freitag**
Trainingsziel	GA 1	GA 2	GA 1
Methode	Extensive DM	Intensive DM	Extensive DM
Intensität	65-70% Hfmax	75-80% Hfmax	70-75% Hfmax
Herzfrequenzen	130-140 S / min	150-160 S / min	140-150 S / min
Trainingsdauer	30 min	35 min	40 min
Trainingsgerät	Laufband	Laufband	Fahrrad
Woche 3	**Montag**	**Mittwoch**	**Freitag**
Trainingsziel	GA 1	GA 2	REKOM
Methode	Extensive DM	Variable DM	Extensive DM
Intensität	70-75% Hfmax	65-70% Hfmax extensiv	50-55% Hfmax
		80-85% Hfmax intensiv	
Herzfrequenzen	140-150 S / min	130-140 S / min extensiv	100-110 S / min
		160-170 S / min intensiv	
Trainingsdauer	35 min	40 min (5:5)	30 min
Trainingsgerät	Laufband	Laufband	Fahrrad
Woche 4	**Montag**	**Mittwoch**	**Freitag**
Trainingsziel	GA 1	GA 2	GA 1
Methode	Extensive DM	Intensive DM	Extensive DM
Intensität	70-75% Hfmax	80-85% Hfmax	65-70% Hfmax
Herzfrequenzen	140-150 S / min	160-170 S / min	130-140 S / min

Trainingsdauer	35 min	35 min	35 min
Trainingsgerät	Laufband	Laufband	Fahrrad
Woche 5	**Montag**	**Mittwoch**	**Freitag**
Trainingsziel	GA 1	GA 2	GA 1
Methode	Extensive DM	Variable DM	Extensive DM
Intensität	70-75% Hfmax	70-75% Hfmax extensiv 80-85% Hfmax intensiv	70-75% Hfmax
Herzfrequenzen	140-150 S / min	140-150 S / min extensiv 160-170 S / min intensiv	140-150 S / min
Trainingsdauer	45 min	50 min (10:10)	55 min
Trainingsgerät	Laufband		Fahrrad
Woche 6	**Montag**	**Mittwoch**	**Freitag**
Trainingsziel	GA 1	GA 2	REKOM
Methode	Extensive DM	Intensive DM	Extensive DM
Intensität	70-75% Hfmax	80-85% Hfmax	55-60% Hfmax
Herzfrequenzen	140-150 S / min	160-170 S / min	110-120 S / min
Trainingsdauer	50 min	55 min	60 min
Trainingsgerät	Laufband	Laufband	Fahrrad

3.3 Begründung Mesozyklus

1.) Begründung zum Belastungsumfang

Der zeitliche Verfügungsrahmen der Probandin beträgt 3-mal pro Woche. Da sie bereits in der Vergangenheit ausdauerorientiertes Training betrieben hat und auch ihr Gesundheits- und Leistungsstatus im Allgemeinen als sehr gut bewertet werden kann, sollte es kein Problem darstellen, diesen von Anfang an voll auszuschöpfen. Laut einer Studie von Wehrlin und Held (2001) liegt die empfohlene Mindestdauer eines Ausdauertrainings bei 30 Minuten. Diese wurde bei dem hier vorliegenden Plan zum Zweck der Eingewöhnung bewusst nicht direkt zu Beginn ausgereizt.

2.) Begründung zu den Trainingsmethoden

Das Hauptziel der Probandin ist es, eine 10km-Strecke wieder ohne Probleme in 60 Minuten bewältigen zu können. Dafür ist der Ausbau und die Stabilisierung der Grundlagenausdauer 1 (GA 1) unabdingbar, da ansonsten die Aufrechterhaltung der Leistungsfähigkeit über eine solche Strecke und Zeitraum nicht möglich ist. Die Grundlagenausdauer 1 wird vorzugsweise mithilfe der extensiven Dauermethode trainiert (Neumann et al., 2007), welche aus diesem Grund die Basis der vorliegenden Trainingsplanung ausmacht. Zudem kann mittels dieser Trainingsmethode auch eine Verbesserung des Fettstoffwechsels erreicht werden (Zintl, F & Eisenhut, A., 2001), welche das Trainingsmotiv der Fettreduktion der Probandin unterstützt. Zweimal pro Woche wird nach der extensiven Dauermethode trainiert. Die dritte Trainingseinheit wird abwechselnd von der variablen und der intensiven Dauermethode gebildet. Dies ist einerseits mit dem durch Abwechslung einhergehenden Spaßfaktor zu begründen, andererseits bringen diese Trainingsmethoden weitere Anpassungsprozesse mit sich, wie die Verbesserung des aeroben und anaeroben Stoffwechsels durch die variable Dauermethode (Harre et al., 2008, S.349-350) und das Näherbringen von höheren Trainierbarkeiten von Woche zu Woche (Harre et al., 2008, S. 352).

3.) Begründung zur Belastungsprogression

Bezüglich der Belastungsprogression wurde nach dem Schema „Häufigkeit vor Umfang vor Intensität" vorgegangen. Da die Trainingshäufigkeit von dreimal pro Woche bereits von Anfang an ausgeschöpft werden konnte und die Probandin für häufigeres Ausdauertraining im Moment keine Zeit hat, wird zunächst der Umfang erhöht. Beginnend mit 25 Minuten wird der Umfang mit jeder Trainingseinheit um fünf Minuten erhöht. Die einzige Ausnahme diesbezüglich stellt Woche vier dar, in der zur Stabilisierung der Grundlagenausdauer jede Trainingseinheit mit 35 Minuten Belastung trainiert wird. Parallel dazu erhöht sich ab Woche zwei schrittweise die Intensität, einleitend mit 60-65% der maximalen Herzfrequenz bei der extensiven Dauermethode und 75-80% der maximalen Herzfrequenz bei der intensiven Dauermethode in Woche eins bis hin zu 70-75% der maximalen Herzfrequenz bei der extensiven und 80-85% der maximalen Herzfrequenz bei der intensiven Dauermethode. Auch die Verhältnisse bei Durchführung der variablen Dauermethode erhöhen sich von 5:5 in der ersten Woche auf 10:10 in der fünften Woche. Somit finden progressive Belastungssteigerungen statt, welche ständig neue Reize setzen und zu Anpassungsprozessen führen. Zudem besteht die jeweils dritte Trainingseinheit von Woche drei und Woche sechs aus einem REKOM-Training. Dabei wird die extensive Dauermethode bei einer niedrigeren Belastung von 50-60% der maximalen Herzfrequenz durchgeführt (Hottenrott, 2006), was zur Einleitung von regenerativen Prozessen führt. Auch hier findet dennoch eine Belastungssteigerung statt, indem das erste REKOM-Training mit einer Intensität von 50-55% der maximalen Herzfrequenz und die zweite REKOM-Einheit

11

mit 55-60% der maximalen Herzfrequenz durchgeführt wird. Zugleich finden die Regenerationseinheiten gezielt in der dritten Einheit einer Woche statt, also jeweils nach einer intensiveren Belastung im GA 2-Bereich, um der Ermüdung der Probandin und einem Übertraining vorzubeugen, aber dennoch die Leistungsbereitschaft aufrecht zu erhalten.

4.) Begründung zu den angesteuerten Trainingsbereichen

Bei dem Training der Probandin werden hauptsächlich die Bereiche der Grundlagenausdauer 1 (GA 1) und der Grundlagenausdauer 2 (GA 2) angesteuert. Dies ist zum einen mit ihrer Zielsetzung zu begründen einen 10km Lauf durchführen zu wollen, für den ein Auf- und Ausbau der Grundlagenausdauer (GA 1 + GA 2) erforderlich ist, zum anderen kommt es vor allem im Bereich der GA 1 zu einer Ankurbelung und Verbesserung des Fettstoffwechsels (Hottenrott, 2006), womit die Probandin auch ihrem Ziel der Körperfettreduktion näherkommen kann.

Die Grundlagenausdauer 2 kann ebenfalls in Angriff genommen werden, da der Ausdauertest eine gute bis überdurchschnittliche Leistungsfähigkeit aufgezeigt hat. Da diese allerdings nur auf einer stabilen Grundlagenausdauer ausgebildet werden kann, wird sie erst ab Woche zwei eingebaut.

5.) Begründung der ausgewählten Geräte

Die Wahl der Ausdauergeräte erfolgte mit Berücksichtigung der Vorlieben und Ziele der Probandin. Da sie einen 10km Lauf absolvieren möchte, erscheint das Laufband vorrangig als besonders geeignet und wird in der vorliegenden Trainingsplanung bevorzugt. Mit seiner Hilfe kann ein hoher cardiopulmonalen Effekt und Kalorienverbrauch erreicht werden, da etwa 80% der Gesamtmuskulatur bei Betätigung beansprucht werden. Somit ist diese Auswahl ebenfalls kompatibel zu dem Trainingsziel der Körperfettreduktion.

Die jeweils dritte Einheit einer Woche wird auf dem Fahrradergometer absolviert. Dies ist einerseits mit der Vorliebe der Probandin zu begründen, womit der Spaßfaktor erhöht wird, zum anderen wird es zur Entlastung nach den intensiven Trainingseinheiten im GA 2-Bereich eingesetzt, dementsprechend auch bei den REKOM-Einheiten in den Wochen drei und sechs. Die niedrigere Belastung ist mit einer geringeren Beteiligung der Gesamtmuskulatur als beim Laufband zu begründen. Außerdem wird mit dem Wechsel der Ausdauergeräte einer Monotonie und dem Nachlassen der Motivation durch Eintönigkeit vorgebeugt.

4 Literaturrecherche

Im Folgenden werden zwei wissenschaftliche Studien zum Thema „Effekte des Ausdauertrainings bei Übergewicht" recherchiert und tabellarisch dargestellt.

4.1 Studie 1

Tab. 9: Studie 1 (eigene Darstellung)

Titel der Studie	Unabhängige Effekte von Ausdauertraining und Gewichtsverlust auf die maximale Fettoxidation bei mäßig übergewichtigen Männern
Autoren	Nordby, P., Rosenkilde M., Ploug, T., Westh, K., Feigh, M., Nielsen, N.B., Helge, J.W., Stallknecht, B.
Jahr der Veröffentlichung	2015
Forschungsfrage	Welche Auswirkungen hat Ausdauertraining mit oder ohne Gewichtsverlust oder einer ernährungsbedingten Gewichtsabnahme auf die maximale Fettoxidation und auf wichtige mitochondriale Proteine der Skelettmuskulatur, die an der Fettoxidation beteiligt sind?
Versuchspersonen	60 mäßig übergewichtige, sitzende, aber ansonsten gesunde Männer
Versuchsaufbau	Die 60 Versuchspersonen wurden randomisiert auf 12 Wochen Training (T), Diät (D), Training und erhöhte Kalorienzufuhr (T-iD) oder kontinuierlich sitzende Kontrolle (C). Die Personen aus den Gruppen T und D mussten eine Kaloriendefizit von 600 Kalorien erreichen, Gruppe T mit Hilfe von Ausdauertraining und Gruppe D mit Hilfe von Nahrungsrestriktionen. Die Testpersonen aus Gruppe T-iD führten ein ähnliches Training durch, waren jedoch nicht im Kaloriendefizit aufgrund der erhöhten Zufuhr.
Ergebnisse und Schlussfolgerungen	Die Testpersonen aus den Gruppen T-iD und C hielten nahezu ihr Gewicht, während die aus den Gruppen D und T wie erwartet Gewicht verloren. Abschließend lässt sich sagen, dass die maximale Fettoxidation durch Ausdauertraining bei übergewichtigen Männern erhöht wird.

4.2 Studie 2

Tab. 10: Studie 2 (eigene Darstellung)

Titel der Studie	Auswirkungen von Ausdauer- und Ausdauerkrafttraining auf die Körperzusammensetzung und körperliche Leistungsfähigkeit bei Frauen mit abdominaler Adipositas
Autoren	Skrypnik, D., Bogdanski, P., Madry, E., Karolkiewicz, J., Ratajczak, M., Krysciak, J., Pupek-Musialik, D., Walkowiak, J.
Jahr der Veröffentlichung	2015
Forschungsfrage	Wie wirkt sich Ausdauertraining mit Ausdauerkrafttraining auf die Anthropometrie, Körperzusammensetzung, körperliche Leistungsfähigkeit und Kreislaufparameter bei übergewichtigen Frauen aus?
Versuchspersonen	44 Frauen mit abdominaler Adipositas
Versuchsaufbau	Die Testpersonen wurden randomisiert in die Gruppen A und B. Sie wurden aufgefordert Ausdauertraining (A) und Ausdauerkrafttraining (B) für 3 Monate, 3 Mal die Woche für 60 Minuten durchzuführen.
Ergebnisse und Schlussfolgerungen	Beide Gruppen wiesen deutliche Abnahmen von Körpermasse, BMI, Körperfett und des Taillen- und Hüftumfangs auf. In beiden Gruppen erhöhte sich bei den Testpersonen die maximale Sauerstoffaufnahme, die Zeit bis zur Erschöpfung und die maximale Arbeitsrate, während sich die Ruheherzfrequenz verringerte, genauso wie der Ruhe- und Belastungsblutdruck. Vor allem in Gruppe B wurde zudem eine Steigerung der gesamtkörperlichen Magermasse und der körperfettfreien Gesamtmasse festgestellt. Weitere signifikante Unterschiede konnten nicht wahrgenommen werden. Demnach belegen die Ergebnisse eine günstige und vergleichbare Wirkung von Ausdauer- und Ausdauerkrafttraining bei Frauen mit abdominaler Adipositas.

5 Literaturverzeichnis

Gallagher, D., Heymsfield, S. B., Heo, M., Jebb, S. A., Murgatroyd, P.A. & Sakamoto, Y. (2000). *Healthy percentage body fat rages: an approach for developing guide-lines based on body mass index.* American Journal of Clinical Nutrition, 72 (3), 694- 701

Harre, H.-D., Krug, J. & Schnabel, D. (2008). *Trainingslehre und rainingswissenschaft: Leistung, Training, Wettkampf.* Aachen, Meyer & Meyer.

Hottenrott, K. (2006). *Trainingskontrolle mit Herzfrequenz-Messgeräten* (1. Aufl.) Aachen: Meyer & Meyer.

Institut für Prävention und Nachsorge. (2004). *IPN-Test – Ausdauertest für den Fitness- und Gesundheitssport.* Köln: Institut für Prävention und Nachsorge (IPN).

Neumann, G., Pfützner, A. & Berbalk, A. (2007). *Optimiertes Ausdauertraining* (5., überarbeitete Auflage). Aachen: Meyer & Meyer.

Nordby, P., Rosenkilde M., Ploug, T., Westh, K., Feigh, M., Nielsen, N.B., Helge, J.W., Stallknecht, B. (2015). *Unabhängige Effekte von Ausdauertraining und Gewichtsverlust auf die maximale Fettoxidation bei mäßig übergewichtigen Männern.* American Physiological Society. Zugriff am 15.12.2021. Verfügbar unter: https://pubmed.ncbi.nlm.nih.gov/25614598/

Trunz, E. (2001). IPN-Test – Ausdauertest für den Fitness- und Gesundheitssport. *Köln, Institut für Prävention und Nachsorge.* Köln.

Wehrlin, J., Held, T. (2001). *Fitness durch Ausdauertraining – Bedeutung der individuellen Planung.* Erschienen in: *Therapeutische Umschau,* 58 (4). Bern: Hans Huber.

Skrypnik, D., Bogdanski, P., Madry, E., Karolkiewicz, J., Ratajczak, M., Krysciak, J., Pupek-Musialik, D., Walkowiak, J. (2015). *Auswirkungen von Ausdauer- und Ausdauerkrafttraining auf die Körperzusammensetzung und körperliche Leistungsfähigkeit bei Frauen mit abdominaler Adipositas.* Freiburg: Karger GmbH.

Zintl, F. & Eisenhut, A. (2001). *Ausdauertraining. Grundlagen Methoden Trainingssteuerung* (5. Überarbeitete Auflage). München: BLV.

6   Tabellenverzeichnis

Tabelle 1: Allgemeine Daten (eigene Darstellung...3

Tabelle 2: Biometrische Daten (eigene Darstellung) 3

Tabelle 3: Gewichtsklassifikation angesichts des BMI gemäß der WHO............................4

Tabelle 4: Einteilung der Blutdruck-Werte gemäß der WHO...3

Tabelle 5: Gemessene Herzfrequenzen bei der Durchführung des Ausdauertests (eigene Darstellung) 6

Tabelle 6: Relevante Daten und Ergebnisse des H&V-Tests (eigene Darstellung) 6

Tabelle 7: Grobplanung Mesozyklus (eigene Darstellung) 8

Tabelle 8: Detailplanung Mesozyklus (eigene Darstellung) 9

Tabelle 9: Studie 1 (eigene Darstellung) 13

Tabelle 10: Studie 2 (eigene Darstellung) 14

BEI GRIN MACHT SICH IHR WISSEN BEZAHLT

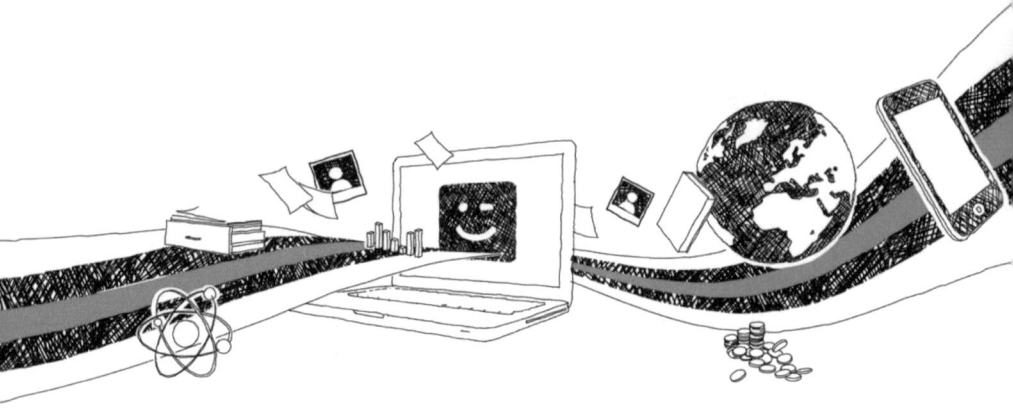

- Wir veröffentlichen Ihre Hausarbeit, Bachelor- und Masterarbeit

- Ihr eigenes eBook und Buch - weltweit in allen wichtigen Shops

- Verdienen Sie an jedem Verkauf

Jetzt bei www.GRIN.com hochladen und kostenlos publizieren

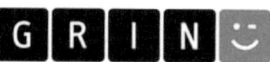